COMMENT ON SE DÉFEND
CONTRE LE
DIABÈTE

PAR LE

M. Docteur E. MONIN

De la Faculté de Paris
Chevalier de la Légion d'honneur, Officier de l'Instruction publique

« Rumiuer ceci : j'ai écrit en
cinq jours, mais pensé pendant
vingt années. »
— Marquis de MIRABEAU

Prix : 1 franc

PARIS

ÉDITION MÉDICALE
20, RUE DE SEINE, 20

Tous droits réservés

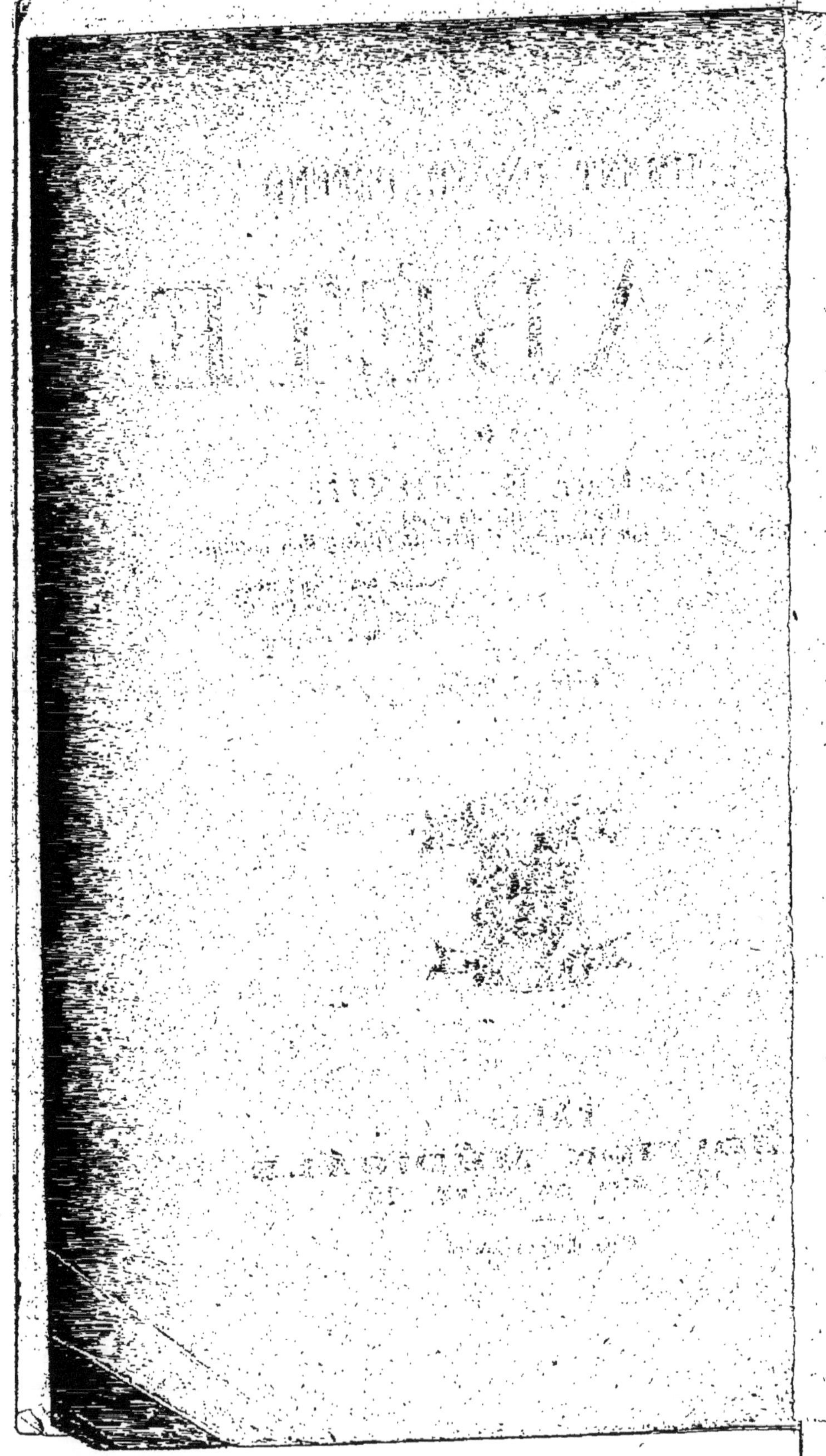

COMMENT ON SE DÉFEND

CONTRE

LE DIABÈTE

DERNIERS OUVRAGES DU MÊME AUTEUR

COMMENT ON SE DÉFEND

CONTRE LE

DIABÈTE

PAR LE

Docteur E. MONIN

De la Faculté de Paris
Chevalier de la Légion d'honneur, Officier de l'Instruction publique

> « Ruminez ceci : c'est écrit en
> cinq jours, mais pensé pendant
> vingt années... »
> — Marquis de MIRABEAU.

Prix : 1 franc

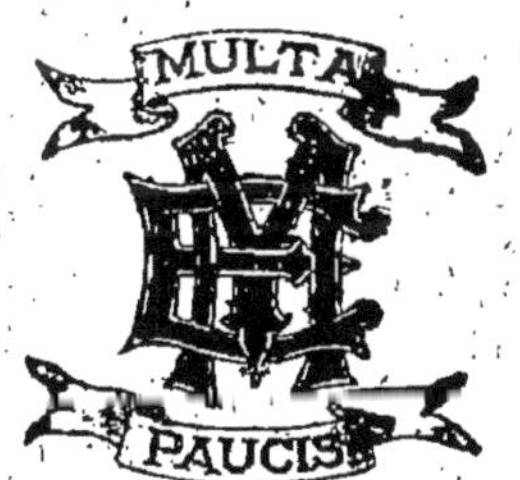

PARIS
L'ÉDITION MÉDICALE
29, RUE DE SEINE, 29

Tous droits réservés

PRÉFACE

« Ruminez ceci : c'est écrit en
cinq jours, mais pensé pendant
vingt années... »

Marquis de MIRABEAU.

Je m'occupe, depuis plus de vingt ans, de l'importante question du diabète : en 1884, mon mémoire sur le *Traitement* des diabétiques eut l'honneur d'être couronné, au concours international, opportunément ouvert par la Société de médecine d'Anvers. Depuis cette époque, déjà lointaine, j'ai publié de nombreuses études sur la question, notamment dans mes ouvrages *L'Hygiène des riches*, *les Arthritiques*, *les Névropathes*, etc., ainsi qu'un volume spécial, « *Hygiène et traitement du Diabète* », parvenu aujourd'hui à sa 6ᵉ édition.

Si j'écris aujourd'hui « *Comment on se défend contre le Diabète* », c'est pour mettre entre les mains des gens du monde un guide synthétique, pratique et rationnel, exempt de tout didactisme théorique. Lu et médité par les intéressés, ce petit ouvrage sera, je crois, appelé à rendre d'importants services. Il servira, en même temps, à marquer une date, en vue des progrès possibles de la thérapeutique des diabétiques au vingtième siècle.

Dr E. MONIN,
7, rue Royale, Paris.

COMMENT ON SE DÉFEND

CONTRE

LE DIABÈTE

I

Définition et Causes.

On peut définir le *diabète* une insuffisance de l'assimilation, caractérisée par le défaut de consommation du sucre au sein de nos éléments anatomiques. Le diabète n'est pas une maladie univoque : c'est un état général de la nutrition, qui se rattache à des causes très différentes. Actuellement, on peut distinguer deux types morbides principaux, entraînant un pronostic bien distinct et un traitement bien différent : 1° le diabète *gras*, hépatique ou arthritique, dit *constitutionnel*, souvent bénin ; 2° le diabète *maigre*, d'origine pancréatique ou d'origine cérébro-spinale. Cette distinction en gras et en maigre n'empêche point que, mal soigné, le diabète le plus bénin, le plus *floride*, n'aboutisse promptement à la maigreur et à la cachexie.

Le milieu social comprenant les savants, artistes, avocats, littérateurs, hommes politiques, médecins, fonctionnaires et commerçants sédentaires, de 40 à 60 ans, compte environ 10 p. 100 de diabétiques, dont plus des quatre-cinquièmes souffrent de la forme *curable*, en tout cas d'évolution lente et ne raccourcissant pas sensiblement l'existence. J'ai toujours observé plus fréquemment le diabète chez les bureaucrates, les prêtres, les politiciens, les notaires et surtout les juifs occupant les hautes situations de la finance. Claude Bernard aimait, on le sait, à répéter que l'Institut, la Bourse et le Parlement sont les trois monuments où se trouvent réunis le plus de diabétiques.

L'hérédité du mal est incontestable, mais elle est presque toujours *indirecte*. Le diabétique a, dans ses ascendants, des goutteux, des obèses, des névropathes, des migraineux, des rhumatisants, etc., plus souvent encore que des diabétiques.

Le diabète est, en effet, une branche importante du tronc arthritique. J'ai observé (surtout chez les israélites) que les parents gras engendrent, presque toujours, des enfants prédisposés au diabète.

On retrouve aussi, assez fréquemment, dans les antécédents personnels : l'abus des aliments sucrés et féculents, du champagne et de la bière, le défaut d'exercice, l'ambition, les peines morales, la dyspepsie, la syphilis, les variétés dépressives du surmenage. Mais le diabète nous apparaît surtout comme une modalité du ralentissement nutritif. Ce qui le prouve surtout, c'est la prédisposition que manifeste la femme pour cette maladie, aux époques de la grossesse et de l'âge critique, caractérisées par l'abaissement marqué des oxydations. Enfin, le mal peut être, accidentellement, provoqué par les affections des centres nerveux, les coups sur la tête; réalisant ainsi la fameuse expérience physiologique de la piqûre ventriculaire du Collège de France.

Ce qu'on observe fréquemment, dans la pratique, c'est le diabète *conjugal*. Longtemps, on l'a expliqué par la similitude des habitudes et la communauté de l'existence, chez deux conjoints prédisposés par l'arthritisme. Je crois que c'est encore l'explication la plus plausible, le diabète n'ayant aucune apparence de maladie infecto-contagieuse. Tessier hasarde l'hypothèse du linge de corps habité par des *mucédinées* (penicillium ou aspergille) secrétant des diastases, dont l'introduction dans l'organisme vivant favoriserait la production de la glycohémie! C'est faire de la pathologie un peu à la manière dont le père Dumas écrivait l'histoire.

Le diabète est une dystrophie, ou, plus exactement, un *syndrome*, dont la fréquence est en augmentation sensible depuis un demi-siècle, surtout dans les villes et dans la classe bourgeoise. Lyon et Paris accusent actuellement sur 1,000 décès, 8 à 10 par diabète sucré. Les excès d'alimentation et de boisson, ainsi que la sédentarité professionnelle, jouent un rôle certain dans cette augmentation. La grande majorité des cas de diabète, principalement chez les arthritiques héréditaires ou acquis, débute par une irritation de la cellule hépatique, irritation volontiers considérée, à notre époque, comme d'origine bactérienne.

Les Symptômes du Mal.

—

Comment se révèle le diabète ? Les symptômes du début sont très importants à dépister : car le diabète méconnu est insidieusement grave et peut même se terminer d'une façon *foudroyante*. Par ordre de fréquence, on observe : une obésité précoce, avec défaillance physique et morale, changement de caractère, dégoût de la vie, insomnie (nécessité de boire la nuit), oppression, lumbago habituel, frigidité soudaine, urination fréquente, avec cuisson urétrale et parfois blennorrhée indolente, induration des corps caverneux : chez la femme, prurit vulvaire et ménopause anticipée.

Le diabétique a la bouche sèche ; ce qui entraîne, chez lui, le tic de passer souvent sa langue sur ses lèvres. Il redoute la fatigue et cherche toujours le repos, se déclarant accablé au point de vue physique général. Il remarque, parfois, que ses urines poissent sa chemise, tachent en blanc ses vêtements et ses chaussures, attirent les mouches, etc. Alors, il s'agit d'un diabète important, avec soif impérieuse, fringales, intolérance à l'inanition, exigences exagérées d'un estomac pendulaire, langue rouge, diarrhées incoercibles après les repas.

Parfois, on voit apparaître le prurit (surtout chez la femme, dont les démangeaisons sont toujours on ne peut plus mal placées), les manifestations eczémateuses ou furonculeuses, l'herpès, l'anthrax, le phlegmon, la gangrène superficielle, la chute des cheveux (alopécie en clairières), les ongles écailleux et cassants, l'affaiblissement visuel progressif, cataracte double à un âge peu avancé, lésions de la rétine et de la choroïde, presbytie ou myopie rapides, inégalité pupillaire, diplopie (vue double), amblyopie (cécité graduelle) sans lésion visible, etc.

Les dents se déchaussent et le malade *les cueille*, une à une. L'ouïe s'affaiblit, pendant que le dynamisme nerveux fonctionnel s'amoindrit et devient insuffisant. La gorge est sèche et irritée. Le malade accuse des névralgies symétriques ou bilatérales, le plus souvent une *sciatique double*. Il se plaint de fulgurances, d'anesthésies, de sensations anormales : la faiblesse des membres inférieurs et la claudication ne sont point rares. Les accidents névralgiques du diabète sont particulièrement intenses et tenaces.

On observe, parfois, des troubles nerveux circulatoires, des syncopes par faiblesse du cœur, des hémorragies et des œdèmes. Parfois, on découvre le diabète à l'occasion d'un mal perforant, d'une bronchite persistante, d'un asthme, d'une pneumonie ou d'une affection aiguë, accompagnée d'une soif particulièrement intense. Mais, le plus souvent, le diabète est dépisté par un médecin spécialiste, oculiste, dentiste, neurologiste, dermatologiste, syphiliographe, consulté pour troubles de la vision, maladie des maxillaires, névralgie, éruption cutanée rebelle, balanite, etc., avant que le malade ait vu son médecin ordinaire... J'ajouterai que le diabète serait rarement méconnu, si l'on avait soin de toujours analyser l'urine : avant même de se présenter chez le médecin, le client ne devrait-il point se munir, comme d'un passeport, de cet examen chimique, indispensable pour une sécrétion qui est comme le miroir du sang ?

Le diabète est, d'ailleurs, fort variable de formes et d'intensité. La quantité d'urine rendue (point aussi très important à noter) peut osciller entre 2 et 15 litres dans les vingt-quatre heures. La soif est parallèle à la polyurie. Quant à la faim, elle suit plutôt les pertes en sucre, en urée et en sels, subies par l'organisme.

Le diabétique est souvent un constipé, avec quelques alternatives diarrhéiques (la diarrhée survient surtout après les repas copieux). Sa salive est épaisse et souvent sucrée. Sa langue desséchée lui semble couverte de poils : cette sécheresse, qui s'étend souvent à toute la bouche, embarrasse la parole et la déglutition et nous rend compte des fermentations spéciales qui s'opèrent dans le milieu buccal, de l'odeur si mauvaise de l'haleine et des lésions qui assiègent, si volontiers, les gencives et les dents.

La peau du diabétique est également sèche et d'une vulnérabilité remarquable, qui la dispose aux éruptions, à la gangrène. Souvent aussi, le contact de l'urine sucrée irrite la muqueuse de la vessie et du canal de l'urètre, entraînant (surtout chez la femme) des dermatoses rebelles. Ajoutons que la métrite est loin d'être rare chez la femme diabétique et particulièrement délicate à soigner.

III

Marche et Pronostic.

Lourdes et incolores, les urines diabétiques renferment ordinairement de 10 à 100 p. 1000 de glucose. J'en ai vu renfermer 250 grammes par litre. Au dessous de 5 à 6 p. 1000, il s'agit d'un diabète léger. C'est deux à trois heures après les repas que l'élimination du sucre est la plus forte. Presque toujours, le taux de l'urée est augmenté, parfois quadruplé : il en est de même de l'excrétion des phosphates, ce qui nous explique l'affaiblissement remarquable du système nerveux. L'acide urique n'est guère en excès qu'au début du diabète arthritique : certains médecins font même de cette *uricémie* précoce un signe avant-coureur de la maladie.

Le diabète n'est pas toujours d'une gravité proportionnelle à la quantité de sucre éliminée. La plupart des symptômes du mal sont dus, en effet, à la rétention du sucre dans le sang. Mieux vaut pisser son sucre que de le garder, mieux vaut être *glycosurique* que *glycohémique. La glycosurie est la sauvegarde du diabétique*, de même que l'élimination des urates est le remède de l'arthritisme, la crise terminale de l'accès de goutte et préventive des lésions viscérales profondes.

Les symptômes dominateurs du diabète nerveux sont la fatigue générale, la débilité des membres inférieurs, l'apathie, la frigidité, la frilosité, les attaques de sommeil. Les troubles intellectuels et sensoriels, les démangeaisons, l'oppression, la fausse angine de poitrine sont plus fréquents dans la forme hépatique de la maladie. Cela nous permet le diagnostic différentiel.

Le diabète aggrave et exagère la plupart des maladies, surtout les états aigus et fébriles. Il a souvent les plus graves conséquences chez la femme enceinte. Non seulement il est alors une cause d'avortement, mais il entraîne souvent la mort par coma ou phtisie après l'accouchement, l'enfant succombant, de son côté, dans la moitié des cas. L'allaitement n'est pas moins fatal, à l'enfant comme à la mère : *il faut toujours s'y opposer.* Je parle, bien entendu, du diabète vrai et non de la glycosurie spéciale aux femmes enceintes et survenant avec la grossesse. L'urine gravide contient souvent, en effet 1 à 2 grammes de sucre : c'est le reflet de ce ralentissement nutritif spécial à la femme grosse, auquel sont dues l'obésité, les coliques hépatiques, la dyspepsie spéciale—sorte d'arthritisme fugace, esquisse diathésique, qui disparaît ou s'efface avec la cause physiologique qui l'a produite. Parfois aussi, l'accouchement est suivi d'un diabète passager, explicable par l'habitude qu'a prise la mère de fabriquer un excès de glycose pour la consommation de son fœtus.

Passons maintenant au pronostic du diabète.

Méfions-nous, d'abord, toujours, des apparences, qui sont trompeuses et dissimulent parfois les plus graves complications. Pour établir le pronostic, le médecin doit suivre son malade de très près ; déterminer, par de fréquentes analyses, son coefficient vital précis ; ausculter fréquemment le cœur et les poumons ; percuter le foie, interroger le système nerveux ; procéder à des pesées régulières, à la mensuration dynamométrique des muscles et spirométrique de la capacité respiratoire.

Le diabète maigre, pancréatique, a toujours une marche aiguë et fatale, que précipitent les fatigues, les chagrins, les excès, l'alcoolisme, la misère. Chez l'arthritique, le diabète présente une marche lente : il s'améliore singulièrement par un régime et une médication appropriés et guérit même assez souvent. Dans ma pratique personnelle, qui est bientôt d'un quart de siècle, je relève 28 p. 100 de guérisons, en ne tenant compte que de mes observations de diabétiques gras, qui sont au nombre de 332. Je note aussi qu'en soignant attentivement l'estomac et en obligeant, par la cure de l'insuffisance hépatique, le foie à remplir exactement ses fonctions, on peut remédier aux plus graves complications et éloigner des accidents imminents et funestes.

Je n'ai pas encore noté un seul cas de diabète grave ayant succédé à une forme primitivement légère (sauf, bien entendu, les complications chirurgicales imprévues et toujours possibles). Quand la forme du diabète est maligne, elle l'est toujours d'emblée : n'a-t-elle pas, comme *substratum*, la dégénérescence organique, une lésion du pancréas, du cerveau, de la moelle ?

Le diabète peut toujours être considéré comme bénin et curable, lorsque le sucre urinaire disparaît aisément, à la suite de quelques jours d'un régime alimentaire serré et de la médication alcaline. Ce régime est, au contraire, mal toléré, et ce traitement aggrave le mal, lorsqu'il s'agit du diabète nerveux ou pancréatique.

J'ajouterai que le diabétique riche, celui qui peut renoncer au travail pour faire des cures d'air et des cures d'eaux, et vivre suivant l'hygiène, sans souci d'argent et sans arrière-pensée, se trouve dans une bien meilleure posture que le prolétaire ou le petit bourgeois, condamné au travail forcé, à la sédentarité et surtout au séjour nosocomial (absolument contraire, par son atmosphère néfaste, à toute diabétothérapie rationnelle).

Chez l'enfant, le diabète présente une évolution rapide, funeste, dramatique. La soif et la polyurie sont poussées à leur comble; la faim et l'autophagie sont excessives; les dents se dévient, s'ébranlent et tombent, par une ostéo-périostite alvéolodentaire qui révèle, plus souvent encore que chez l'adulte, la maladie constitutionnelle. Le diabète survient, le plus souvent, de onze à quatorze ans, chez des enfants prédisposés par l'hérédité. En dépit des médications les plus rationnelles, la mort survient souvent à bref délai. Je n'ai pas vu de survie dépassant trois années. J'ai observé un cas qui évolua en sept semaines, avec 1,500 grammes de sucre et onze litres d'urine, dans les vingt-quatre heures, chez un enfant de neuf ans. J'ai vu mourir, en trois semaines, dans les convulsions, le coma et l'amaigrissement squelettique, une petite fille de cinq ans, qui rendait journellement cinq litres d'urines sirupeuses, renfermant 500 grammes de sucre par litre.

IV

La prévention du diabète.

Avant de décrire le régime et le traitement du diabète, je voudrais dire un mot de l'hygiène préventive de cette maladie. Elle s'adresse surtout à l'estomac, grand fauteur de diathèses et de dystrophies. Bien mâcher, ne pas manger trop vite, ne pas abuser des mets sucrés, du pain, du riz, des farineux ; éviter les repas copieux et la nourriture surabondante, qui rompt l'équilibre organique : ces conseils s'appliquent surtout aux arthritiques et aux héréditaires. Malgré leur banalité, il faut les appliquer de bonne heure : épargner à l'enfance la geôle captive de l'internat, l'habituer à la sobriété, aux bains, aux frictions, à la vie en plein air. Dans la jeunesse, on évitera les excès de cerveau, de cervelet et de moelle épinière : on restreindra au *minimum* la tension d'esprit vers les concours, les soucis d'affaires, l'ambition de parvenir et la course à la fortune. N'oublions pas que le diabète est souvent une névrose, très proche parente de la neurasthénie, de l'hypocondrie, de l'épilepsie, du tabes. Sachons aussi que, chez un quadragénaire prédisposé, il n'est pas rare de voir un accident, une chute, une opération, déterminer l'apparition soudaine du syndrome diabétique.

2

Le diabète maigre affecte, le plus souvent, une marche dramatique et fatale, qui ne laisse guère, comme on dit, le temps de se retourner. Chez le diabétique gras, au contraire, nous savons que l'évolution est lente, bénigne et souvent prolongée. En soumettant à une cure rationnelle le sujet, dès le début de ses symptômes, on aura, bien souvent, la chance de le guérir, ou, tout au moins, de le *faire vivre* aussi vieux et aussi bien portant que s'il était en état de santé normale. Mais il faut s'opposer immédiatement à la déminéralisation cellulaire, par le régime albumino-phosphaté et les cures hydro-minérales, en même temps que l'on favorisera le plus possible, les éliminations alvines, le bon fonctionnement du foie, les forces exhalantes de la peau, ainsi que l'équilibre harmonique du système nerveux et la parfaite ampliation des échanges gazeux ou respiratoires.

Ces préceptes généraux présentent la plus grande importance chez les arthritiques, qui, tous, sont des candidats au diabète.

V

Régime alimentaire du diabète.

Les dangers du diabète résidant surtout dans l'envahissement de notre milieu humoral par le sucre, il faut
supprimer, dans la mesure du possible, l'apport alimentaire des principes sucrés à l'organisme. L'idéal
serait la diète *carnée et adipeuse :* mais ce régime
exclusif est dangereux pour le tube digestif. Pour le
rendre efficace, il faut l'appuyer prudemment de
quelques légumes, en choisissant les plus pauvres en
amidon et les plus riches en potasse (épinards, choux,
céleri, cresson, artichaut, chicorée, laitue, haricots
verts, pommes de terre nouvelles).

Le sucre, les pâtisseries, les confitures, les sucreries
et bonbons, le tapioca, le sagou, l'arrow-root, les châ-
taignes et marrons, les légumes secs (pois, haricots,
lentilles, fèves), les racines féculentes et sucrées (carottes, navets), les prunes, figues, poires, raisins, miel,
bière, limonades et vins sucrés doivent être totalement
bannis de l'alimentation.

Tous les légumes doivent être blanchis à plusieurs eaux :
suivant la tolérance manifestée pour les hydrates de carbone (tolérance témoignée par les analyses d'urines),
on se montrera plus ou moins large ou serré, sous le
rapport des aliments frappés d'interdiction. Plus les
légumes sont jeunes, en général, meilleurs ils sont.

J'admets volontiers une certaine tolérance pour la pêche, l'orange, les fraises, les nèfles, l'ananas,. la pomme-reinette ; on peut les autoriser en petite quantité. Le raisin, le melon et la poire m'ont toujours semblé les fruits les plus nuisibles. En général, les fruits ne contiennent pas beaucoup plus d'hydrates de carbone que les légumes verts. Quant à leur teneur en sucre, elle est de 2 à 3 0/0 pour la pêche, l'abricot, l'orange douce : et ce sucre est de la *lévulose*, moins nuisible aux diabétiques.

Le pain est reconnu comme l'un des aliments les plus *glycogènes* : il faut donc en limiter, le plus possible, la quantité. Je permets 2 à 300 grammes de mie de pain rassis (aliment trompeur) à manger dans les 24 heures. Divers succédanés du pain (biscuits d'inuline et d'aleuronat, pains de soya, d'arachides, de gluten, d'amandes douces, etc.), ont vainement cherché à se concilier la faveur des diabétiques. La pomme de terre nouvelle, cuite au four ou à l'anglaise, suppléera, dans une certaine mesure (3 à 400 grammes) à l'insuffisance du pain, comme quantité.

Le lait m'a généralement paru nuisible aux diabétiques gras. Il est souvent très utile dans le diabète pancréatique. J'ai recours aussi à cette boisson alimentaire, chez les sujets nerveux, pour combattre les paroxysmes de la soif, ainsi que chez les polyphagiques, auxquels une insatiable boulimie rend la sobriété impossible. En imposant à ces malades le lait comme boisson, on arrive à restreindre graduellement l'alimentation solide excessive : méthode sûre pour

augmenter le tirage des combustions et arriver à l'oxydation du sucre dans le sang. Souvenons-nous toujours
de la célèbre comparaison de Lavoisier et évitons de
charger de trop de combustibles le foyer de notre ma-
chine animale. Le lait est également un précieux régime, en cas de complications du côté du cœur, du
foie ou des reins, de gastro-hépatite catarrhale par
surmenage de l'estomac, etc. C'est peut-être le seul
moyen d'enrayer la cirrhose, complication qui n'est
point très rare dans le diabète.

La viande, sous toutes ses formes, constitue la base
du régime des diabétiques. Mais il ne faut pas en faire
excès, sous peine d'aboutir à la dyspepsie, à l'albuminurie, à la gravelle biliaire ou urinaire. Sauf les
huîtres grasses, le foie des animaux (aliments riches en
glycogène), les viandes faisandées ou conservées, les
fromages vieux (aliments fermentescibles), on pourra
s'adresser à tous les produits d'origine animale. L'œuf,
roi des aliments albumino-adipeux, est toujours bien
toléré, pourvu que le foie soit normal. L'omelette au
lard est un excellent aliment, ainsi que les rillettes, le
jambon, les hors-d'œuvre à l'huile, les crèmes, les
mayonnaises. Les œufs, mollets ou durs, doivent entrer
dans la confection des salades. Les viandes seront
toujours accompagnées de légumes verts en purées,
préparés au beurre fin ou à la crème. Les fritures se
feront en remplaçant la farine par du blanc d'œuf.

Comme potages, je conseille les potages aux choux,
la julienne sans navets ni carottes, le bouillon aux
œufs pochés, la soupe à l'oignon et au fromage, avec

un roux fait à la farine de gluten, la bouillie de sar-
rasin (*kacha* des Russes) qui nous a paru toujours
diminuer la glycosurie, tandis que les asperges nous
ont paru toujours l'augmenter.

Les pâtes (macaroni et nouilles), les farines, chape-
lures, croûtes et profiteroles à base de gluten sont par-
faitement utilisables en cuisine ; comme entremets, les
crèmes au cacao ou au thé, café, citron, la crème de
lait vanillée, le pudding au rhum, les beignets, crêpes,
gâteaux aux amandes, omelettes au rhum, brioche
grillée (en petite quantité), sont capables de rompre,
assez efficacement, la monotonie du régime. Pour donner
l'illusion du sucre, la saccharine n'est pas nuisible, en
petite quantité, lorsqu'elle est préparée selon la formule suivante :

Saccharine très pure . . . .   3 grammes.
Benzoate de lithine   2   —
Mannite   50   —
Gomme adragante . . . .   q. s.
        Pour cent pastilles.

(Une pastille représente dix grammes de sucre comme
pouvoir sucrant).

Aux diabétiques qui digèrent mal, la pepsine et la
pancréatine sont parfois très utiles. Dans le but théorique de convertir le sucre du sang en alcool et en acide
carbonique, on vante, actuellement, avec insistance,
l'usage de la levure de bière, depuis longtemps pré-
conisée par W. Bird Herepath. Je suis très modéré-

ment partisan de cette substance, souvent mal supportée et dont les résultats, au point de vue du dédoublement glycolytique, sont sûrement illusoires : j'ai pu le constater maintes fois dans ma pratique.

C'est surtout au diabétique que s'adressent les préceptes de l'hygiène, pour la bonne digestion et la complète assimilation des aliments. Il doit manger lentement et modérément, bien mâcher et bien diviser ses aliments, répartis en quatre repas par vingt-quatre heures, deux grands et deux petits. Il n'hésitera pas à se munir d'un dentier prothétique, si sa mâchoire est dégarnie. Il évitera le sommeil après le repas et ne se couchera, le soir, que quatre heures après son dîner, au retour d'une promenade au grand air, autant que possible. Il s'abstiendra du tabac, qui provoque la soif et augmente l'insuffisance du foie.

N'engageons jamais un diabétique à résister à la soif : il doit tout faire pour *laver son sang* et empêcher sa *déshydratation* de tissus. Parmi les boissons aqueuses pouvant être ingérées en abondance, la meilleure est, comme je le dirai plus loin, l'infusion de maté : c'est la seule qui soit à la fois tonique, eupeptique et antidéporditrice, sans offense au système nerveux. Elle entretient la vitalité générale des tissus, accroît les propriétés glycolytiques des éléments cellulaires et sauvegarde l'activité nutritive générale. Qui ne sait que le travail du muscle dépend de sa richesse en hydrate de carbone (glycogène) qui se transforme en sucre, lequel, à son tour, est changé en acide sarcolactique, ou directement brûlé en donnant naissance à HO et CO^2 ?

Contre le supplice de la soif, le rinçage de la bouche à l'eau glacée, la mastication prolongée d'olives dessalées, de grains de café ou de cacao torréfiés, constituent des palliatifs précieux à connaître. Le diabétique doit boire, d'ailleurs, suffisamment, tout en étant prévenu du danger de l'abus des boissons distillées ou fermentées, même très étendues d'eau. L'alcool est un poison pour lui : car il augmente notablement ses prédispositions à l'albuminurie, à l'artério-sclérose, à la gangrène par lésions vasculaires.

Un demi-litre de *vieux bordeaux rouge* à chaque repas, coupé avec une décoction de quinquina gris, relève, cependant, les forces et favorise la digestion. Le vin blanc m'a toujours paru contraire à la santé des diabétiques, peut-être parce qu'il excite davantage le rein. Les vins sucrés et de paille, le vermouth, le champagne, la bière et le cidre, les apéritifs et les liqueurs sont à supprimer. J'autorise, à l'issue des repas, mais en petite quantité, le café, le thé, le cacao à la crème, adoucis par une pastille de saccharine.

Parmi les boissons alimentaires les plus recommandables pour les diabétiques, j'ai, depuis vingt ans déjà, fait une place à part au maté. Cette petite feuille d'une sorte de houx (*ilex paraguayensis*) représente un nutriment nervin d'une puissance hors ligne. Sa richesse en tannin et en *choline* (ou névrine), la notable quantité de sels de potasse et de magnésie qu'il renferme, confèrent au maté des propriétés spéciales, que j'ai mises en lumière, en 1894, au Congrès médical de Rome. Le maté rend à l'alimentation sa destinée physiologique et rétablit la normalité des actes assimilateurs. Son action nervine participe, à la fois, de celle du café et de celle de l'opium : elle se traduit par l'équilibration modératrice de la nutrition dans son ensemble.

Stimulant et digestif, le maté fournit, en outre, au diabétique, les hydrocarbures qui lui font défaut dans son régime. Dynamophore par sa caféine (ou *matéine*), il entraîne le malade au mouvement, réveille l'activité vitale, assouplit l'organisme ankylosé et le stimule, en augmentant son bien-être physique et moral, sans offense, sans dépression consécutive : *eutrophie*, en thérapeutique, égale *euphorie*... Le maté se conduit enfin, comme un précieux tonique du cœur, du sang et des centres nerveux : il diminue l'autophagie, retarde la dénutrition, désobstrue le foie, en facilitant (sans action purgative) les évacuations alvines. Pour moi, le maté est le meilleur spécifique de l'*effort*, le mainteneur d'énergie, le type de l'*anti-déperditeur* : j'ai toujours vu son usage habituel obvier aux infections dans les maladies et notamment à la tuberculose, chez les diabétiques prédisposés à cotte funeste complication (1).

-----

(1) Voir, pour détails sur le maté, mon livre *Hygiène de l'Estomac*, chapitre LV, pages 377-383.

VI

Hygiène physique et morale.

———

Avant d'aborder le traitement médicamenteux proprement dit, il me faut parler de l'important chapitre de l'hygiène. « Le diabétique, aimait à répéter Bouchardat, doit gagner son pain (*sa viande* serait plus juste) à la sueur de son front. » Le célèbre hygiéniste affirmait ainsi l'impossibilité de la guérison pour les malades confinés et sédentaires : vérité que j'ai toujours vue corroborée par la pratique courante.

Le diabétique doit donc se livrer, journellement, à l'exercice, tout en évitant les fatigues et les dangers du surmenage, dangers qui se traduisent assez souvent par des accidents comateux soudains et mortels. La *vie en plein air* est ce qu'on a encore trouvé de mieux pour favoriser les oxydations, en stimulant la fonction respiratoire. On y joindra les mouvements actifs, quotidiens, réguliers, progressifs, ayant, d'abord, recours aux sports les plus tranquilles (voiture, automobile, marche, billard, croquet, patin, tonneau, haltères, jardinage, bicyclette, natation), pour aborder ensuite les exercices plus violents : aviron ; escrime, boxe, danse, chasse, gymnastique. Pour les exercices, on revêtira une bonne chemise de flanelle, qu'il faudra changer lorsqu'elle sera trempée de sueur. A l'aide des frictions alcooliques et des massages, on atténuera les sensations de vulnérabilité à la fatigue, d'intolérance au mouvement, d'adynamie musculaire, si familières au diabétique confirmé. Bien souvent aussi, le port d'un bas élastique bien conditionné m'a paru remédier à cette plainte de *jambes molles*, de *jambes coupées*, proférée par nombre de malades pendant la marche.

Il va sans dire que, si le diabétique présente de l'albuminurie et des troubles du cœur, on lui conseillera le repos. En tout cas, il faut le garer du surmenage musculaire, producteur de poisons dangereux pour le sang ; le surmenage diminue les éliminations urinaires dépuratrices et accroît l'azoturie, toujours périlleuse. Aussi, faut-il régler les exercices, les varier, les graduer ; conseiller de les couper de fréquents repos ; en un mot, ne jamais engager la lutte avec la fatigue musculaire, cette lutte que l'on conseille toujours aux personnes *bien portantes* dirigées vers l'entraînement. Il faut savoir aussi que le diabétique se blase facilement de la monotonie dans l'occupation physique ; il faut, à tout prix, distraire ce *sédentaire par goût*, lorsqu'on lui enjoint la cure de mouvement, dont l'action bienfaisante entre, pour une si large part, dans sa guérison. Quant aux refroidissements, on les évitera généralement par les frictions et par le régime vestimentaire de laine.

Pour réussir pleinement, le traitement physique doit être précoce. Il ne faut pas attendre, pour le libeller, une trop grande déperdition de forces. J'ai vu, du reste, guérir, au début, bien des cas de diabète sucré, par le régime alimentaire seul, accompagné de trois heures de marche par jour, de frictions et massages ou d'électricité statique. Le glucose normal du sang étant, par le fait de son oxydation, la source principale de l'énergie humaine et comme le *manomètre* de la chaleur animale, il est rationnel qu'en le brûlant, dans les muscles et le foie (ses accumulateurs naturels) on prévienne le développement de la glycosurie.

Mais, pour traiter les formes anciennes ou intensives du mal, il ne faut pas hésiter à introduire les cures de terrain, d'air et de lumière, seules capables, avec les eaux minérales, de vivifier le malade, d'enrayer l'usure organique, de relever la langueur du système nerveux grand sympathique. Les altitudes moyennes (800 à 1.000 mètres) et bien boisées sont souveraines pour le diabète nerveux : les bords de la mer sont plus toniques, dans les formes torpides, dénuées d'excitabilité. En hiver, les stations méridionales s'imposent, pour la continuation indispensable de la vie en plein air ; l'atmosphère confinée est mortelle à certains diabétiques, qui ont besoin d'une active gymnastique pulmonaire. C'est aussi en hiver qu'il importe de stimuler surtout la peau, par des frictions sèches et humides, un lit toujours chauffé, etc.

Les bains artificiels de tout genre, principalement les sulfureux, chlorurés, ammoniacaux, gazeux, excitent les nerfs périphériques, réveillent la circulation cutanée, décongestionnent le foie et corsent les combustions engourdies, Chez les diabétiques affaiblis, ni trop nerveux, ni trop congestifs, rien ne restaure mieux le taux des oxydations que le bain de mer, dont l'action stimulante sur la peau s'unit au pouvoir *ozonateur* de l'air salin sur les poumons. Les stations minérales sulfureuses des pays boisés et montagneux m'ont aussi rendu de grands services, dans les formes de diabètes caractérisées par une grande fragilité des voies respiratoires.

Le traitement moral des diabétiques n'est pas, non plus, à négliger. Il faut écarter d'eux la tristesse, le désœuvrement, la colère, la contention d'esprit, qui créent, du côté des centres nerveux, des complications fort graves. J'ai vu parfois le chagrin, les excès, les veilles, les passions vives, entraîner des accidents mortels chez ces malades. J'en ai rapporté, dans mon livre sur le *Diabète*, quelques observations typiques. Les distractions, voyages, cures d'eaux, changements de milieu, sont, fréquemment, d'une opportunité bienfaisante ; on fera bien d'y songer, le cas échéant.

VII

Traitement médicamenteux.

« Le diabète, a dit Frerichs, restera, longtemps encore, une énigme indéchiffrable », Mais les malades n'ont guère le temps d'attendre, pour se soigner, que la physiologie pathologique nous ait fourni la clef de cette énigme. Il faut donc nous appuyer sur l'empirisme, au bon sens du mot, c'est-à-dire sur l'observation et l'expérimentation des cliniciens autorisés.

Pour la cure du diabète arthritique, les alcalins occupent une place d'honneur, surtout sous la forme *hydro-minérale*, toujours bien tolérée. En supprimant la congestion du foie, la cure alcaline élimine le sucre, restaure les forces et l'état général ; le bien-être se traduit, alors, par la reprise de l'embonpoint et de la perspiration cutanée, la disparition de la soif, de la faiblesse musculaire et de la polyurie, le retour de l'heureuse digestion et du sommeil paisible. En excitant la *glycolyse*, les alcalins ralentissent la *glycogénèse*, parce qu'ils activent toutes les oxydations. Mais il faut limiter cette cure aux obèses, aux lymphatiques, aux rhumatisants et l'éviter aux maigres, aux nerveux, aux cachectiques, surtout si la néphrite ou la phtisie semblent les menacer.

Dans le traitement hydro minéral, la thermalité de l'eau est un avantage sérieux pour la désobstruction du foie, la régularisation de la diurèse et la suspension des symptômes les plus graves. J'ai toujours observé, pour ma part, que le remontement de l'assimilation coïncide avec le retrait du foie, chez les goutteux jeunes et congestifs, où la cure thermale fournit les plus heureux résultats. On arrive à retarder, ainsi, indéfiniment la banqueroute vitale, en favorisant à la fois l'assimilation des aliments azotés et la complète combustion des aliments ternaires : salutaire à l'estomac, au foie, à l'intestin, la cure naturelle alcaline restaure merveilleusement la nutrition cellulaire, compromise par l'empoisonnement glycémique.

Le diabète, n'étant pas une maladie univoque, peut être soigné, modifié et guéri par des moyens très différents. Mais on se méfiera, en général, des agents perturbateurs, capables de provoquer des accidents par la suppression trop brusque du sucre : le sage praticien préférera toujours, pour la cure du diabète, les palliatifs modestes et rationnels aux prétendus spécifiques à grand tapage. C'est précisément parce que le diabète n'est pas un mal toujours défini (dans sa causalité comme dans ses symptômes), qu'il ne saurait comporter de médication vraiment spécifique. En réalité, les diabétiques ne réclament que peu de médicaments, coupés par de longues périodes de repos, où l'hygiène seule trouve ses droits imprescriptibles.

Agir sur la vie cellulaire, tel est le seul moyen d'instituer une thérapeutique rationnelle du diabète. Or, en augmentant l'énergie protoplasmique par les alcalins, on redressera la fonction nutritive : ce qui se constatera, du reste, aux changements circulatoires et perspiratoires réalisés ; à la suppression du prurit, de la tendance aux éruptions et à la furonculose, habituels reflets du mauvais fonctionnement de l'enveloppe cutanée.

Les diabétiques gras, surtout, se trouvent fort bien des alcalins : 5 à 10 gr. de bicarbonate sodique, 2 à 4 gr. de carbonate d'ammoniaque, 0.50 de benzoate de lithine par jour, répondront à ces indications. J'ai, depuis vingt ans, expérimenté, avec le plus grand succès, dans les diabètes d'origine hépatique, le permanganate de potasse, donné dans le vin, à la dose quotidienne de quelques centigrammes. Mieux que l'arsenic (qui a le défaut d'engraisser encore des malades déjà gras), le permanganate est le frein modérateur du diabète. Je suis aussi très partisan de l'électricité statique et des inhalations d'oxygène, chez les diabétiques arthritiques : je me méfie, chez ces malades, des courants de haute fréquence, qui poussent, parfois, à un amaigrissement trop rapide.

Lorsque le sucre résiste au régime et aux alcalins, je conseille trois ou quatre pilules par jour avec 0.10 de quinine et 0.10 de poudre de Dower : je préfère de beaucoup, cette association de l'opium et du quinquina à la prescription de l'antipyrine, trop en honneur actuellement. L'antipyrine n'est qu'un expédient fallacieux, qui plonge le malade dans la plus dangereuse des sécurités : si elle fait disparaître le sucre des urines, c'est en fermant le foie et les reins, en poussant parfois à l'albuminurie, en déprimant toujours le cerveau et la moelle. L'état général du malade en souffre donc, la déviation nutritive se trouvant aggravée d'une profonde perturbation nerveuse et secrétoire. Voilà ce qu'il importe de dire et de proclamer.

Chez les diabétiques nerveux et constipés, je conseille, tous les matins, une cuiller à café de sel artificiel de Carlsbad ; tous les soirs, un lavement d'huile de foie de morue pancréatinisée. Avant chaque repas, je prescris un cachet avec 0.50 de phosphoglycérate calcique et 2 milligr. d'arséniate de strychnine, pendant une quinzaine ; les quinze autres jours du mois, une pilule composée d'ergotine, 0.10 extrait de jusquiame, 0.10, bromure d'arsenic, 0.05, à prendre avant chaque repas

Si les urines sont très abondantes, voici des pilules qui diminueront la polyurie :

Extrait de valériane 0.20
Poudre de racine de belladone 0.05
   M. pour une pilule : 3 par jour.

Lorsque la soif est vive, les gargarismes avec l'eau phéniquée au 500°, additionnée, par verre, d'une cuiller à café d'acide borique ; les badigeonnages de la langue et de la gorge avec la glycérine pure, mélangée d'un dixième de teinture de tolu ; les pulvérisations buccales mentholées faibles, etc..., réussissent très bien. Lorsque la faim est excessive, on prescrira, un quart d'heure avant les repas, vingt des gouttes suivantes :

    Teinture de cannabis.   25
    Gouttes noires anglaises   10
    Teinture de datura.   5
    M.

Le sommeil après les repas est très mauvais pour les malades, parce qu'il favorise les états congestifs. Il faut lutter, d'abord, par la force morale, contre l'envahissement de ce symptôme et s'efforcer, ensuite, de combattre ses causes, qui résident surtout dans la dyspepsie et les fermentations intestinales. Les cachets de salol, benzoate de soude et bétol (0.30 de chaque), les poudres alcalines composées de craie, bismuth, magnésie, bi-oxyde de manganèse, phosphate de chaux, benzoate de lithine, benzo-naphtol, etc., sont alors tout indiquées.

Lorsqu'il y a albuminurie, je conseille 2 à 3 litres de lait par jour, additionné de 2 grammes de chlorure de calcium par litre. Si je soupçonne la syphilis d'avoir une part dans le développement de la maladie, je prescris, avant chaque repas, l'une des pilules suivantes :

    Extrait de sassafras . . . . . .   0.25 centigr.
    Sublimé . . . .   5 milligr.
    M. pour une pilule.

Jardet et Nivière ont proposé, récemment, un nouveau traitement du diabète, basé sur l'excitation de la sécrétion salivaire : si l'on songe au rôle probable du pancréas dans la production de certaines formes du mal et à la grande analogie des glandes parotides et pancréatique, on ne saurait qu'approuver la méthode originale, de ces deux praticiens, compatible, d'ailleurs, avec tous les autres traitements. Ils conseillent, effectivement, l'exercice matinal des haltères, la mastication lente et soignée des aliments et celle de racine de guimauve entre les repas, ainsi que le massage répété des glandes salivaires.

VIII

Traitement des complications.

Passons, maintenant, au traitement des complications du diabète et commençons par la plus grave : le *coma*. Le coma diabétique est dû surtout à l'empoisonnement du sang par l'*acétone* (acétonémie) résultant de la décomposition du glucose dans le sang. Le coma s'annonce : par une odeur chloroformée spéciale de l'haleine et des urines, la présence de l'acétone dans ces dernières (on peut dire que, lorsque la quantité atteint 2 grammes par jour, le diabétique est un condamné à mort), l'insomnie, l'agitation, les convulsions, bientôt suivies de vomissements, de diarrhée et de *coma* proprement dit, c'est-à-dire de torpeur générale mortelle.

C'est à la suite d'une fatigue insolite, d'un voyage pénible, d'un grand écart de régime, d'excès carnés ou alcooliques, d'usage prolongé d'opium et d'antipyrine, d'un régime sec exagéré (sous le fallacieux prétexte de soigner la dilatation de l'estomac, fréquente dans le diabète) que l'on voit éclater, soudain, le coma, symptôme d'une si extrême gravité, surtout chez les diabétiques jeunes. J'ai vu aussi plusieurs malades foudroyés par cette complication, sous l'influence d'un profond chagrin, d'une émotion vive et inattendue : j'en ai rapporté des exemples dans mon livre sur le *Diabète*. Voici encore un cas, récemment observé : Un de mes clients, âgé de 50 ans et diabétique depuis six ans (atteint d'une forme extrèmement bénigne), apprend, sans ménagements, la mort de son fils unique, qui résidait aux colonies. Il se couche et dit à sa femme de m'envoyer chercher, parce que son état est, dit-il, très grave et bien que je ne fusse point son médecin habituel (je l'avais vu deux ou trois fois à ma consultation). J'arrive une heure après et je trouve le malade immobile, froid, insensible aux appels et aux pincements : son intelligence est abolie, bien qu'il n'y ait aucun symptôme de paralysie cérébrale, sa respiration, très oppressée, consiste en inspirations longues et profondes, suivies d'expirations brèves et superficielles. Tout ce qu'on tente de lui faire avaler est rejeté, et, malgré un énergique traitement hypodermique, mon malade meurt à 7 heures du soir, dix heures après avoir appris la nouvelle meurtrière. Voilà le coma diabétique : voilà ce que peut l'action morale, niée par quelques aveugles, négateurs du soleil !

Passons au traitement.

Quand le malade peut avaler, on lui ingère une potion à base de glycérine, hyposulfite et hypophosphite de soude. On lui lave le sang par des injections sous-cutanées de chlorure de sodium (à 8 p. 1000) et par de grands clystères intestinaux (à 5 p. 100) de phosphate de soude. On stimule l'hématose par l'oxygène, inhalé à fortes doses ; on excite le cœur par les injections hypodermiques d'éther camphré ou de teinture éthérée de digitale. On frictionne énergiquement la peau à l'alcool absolu et l'on fait passer des courants continus le long de la colonne vertébrale. Deux fois, j'ai eu le bonheur de voir, ainsi, cesser les vomissements, la somnolence, l'algidité et l'angoisse respiratoire et les comateux guérir par la combinaison et la persistance de ces puissants moyens. Mais ce qu'il faut surtout, c'est prévoir les redoutables accidents, en épargnant au malade les fautes d'alimentation, ainsi que le surmenage physique et moral. Dès l'apparition de la somnolence et de l'odeur prémonitoire de l'haleine, on essaiera, par les alcalins à dose massive et le régime lacté absolu, de saturer les acides du sang, de réveiller les éliminations rénales et d'enrayer les funestes progrès de l'empoisonnement acétonémique, pendant que cela est encore humainement possible.

Occupons-nous maintenant des *complications du côté du tube digestif*.

La sécheresse buccale ou *xérostomie* est combattue par des lavages buccaux et des gargarismes ou pulvérisations dans la gorge avec une solution concentrée de chlorate de soude dans une forte décoction de feuilles de jaborandi. Comme il s'agit d'un symptôme parfois pénible, je conseille aux malades de porter sur eux, dans une bonbonnière, des pastilles composées de 5 milligrammes de menthol et 1 milligramme de pilocarpine et de saccharine, qu'ils laisseront, une à une, fondre dans leur bouche : bien entendu, ces pastilles seront des comprimés sans sucre, à base de gomme adragante seule. Une tasse de quassia une demi-heure avant les repas, l'usage de l'eau gazeuse alcaline aux repas complètent le traitement.

Les gerçures des lèvres, les crevasses de la langue et de la gorge, se traiteront par les lotions phéniquées faibles et les badigeonnages au jus de citron. La *langue pileuse*, hypertrophie papillaire propre aux diabétiques, réclame les badigeonnages suivants, matin et soir :

Baume du Pérou . . . . 15 grammes
Teinture de capsicum . . . . . 5 —
Acide acétique . . . . 1 —
    M.

Il est très important de veiller sur les complications dyspeptiques ou gastralgiques, qui précèdent parfois l'apparition du coma : sachons que le diabète ne saurait guérir ni s'améliorer sans un bon fonctionnement du tube digestif. En cas d'*embarras gastrique*, il est bon d'additionner l'eau de boisson de 10 grammes par litre de sel de Seignette : le repas sera terminé par une cuillère à café de glycérolé peptique, additionné d'acide lactique, suivant ma formule favorite. Lorsque la dyspepsie est acide, l'usage de l'eau de chaux, du lait de magnésie, des poudres de phosphate tribasique, carbonate calcique précipité et benzoate de bismuth, doit être recommandé. En cas d'*atonie* ou *de dilatation* gastriques, on aura recours aux préparations de noix vomique, d'ignatia, de fèves de Calabar, d'arséniate de strychnine, qui, d'ailleurs, ont un rôle à la fois nettement restrictif de la glycosurie. Le salol (2 à 4 gr. par jour) m'a également rendu quelques services. Il ne faut pas oublier de favoriser la mastication par un bon dentier, lorsque cela est nécessaire : *prima digestio fit in ore.* S'il existe des dents qui s'ébranlent, on les consolidera par les badigeonnages fréquents des gencives avec un mélange de teinture d'iode et d'extrait de ratanhia (à parties égales).

Lorsque le *foie* est engorgé, on donnera, deux fois par semaine, le matin à jeun, 0.30 de calomel : les autres jours, 0.50 d'iodure de sodium dans du lait ou bien 0.50 de chlorure d'ammonium dans une infusion de boldo. Les lavements froids de saponaire boratée rendent aussi d'excellents services. En cas de constipation, on fera prendre, au coucher, l'une des pilules :

Podophyllin	0.03 centigr.
Evonymin	0.04 —
Ext. de belladone	0.03 —
Quassine amorphe	0.02 —

M. pour une pilule.

Les *selles huileuses* ou *graisseuses* traduisent l'insuffisance du pancréas. Il faut éviter, dans ces cas, l'emploi des purgatifs ou des vomitifs (nuisibles, en général, aux diabétiques), ordonner, à chaque repas, 100 grammes de pancréas cru de porc (*fagoue* des charcutiers) finement haché et additionné de 25 grammes de glycérine pure et 5 grammes de curaçao sec. Après chaque repas, on administrera un cachet de 0.50 de maltine et 0.50 de salol.

Les *complications pulmonaires* méritent une grande attention, même s'il s'agit du coryza le plus simple, de la bronchite la plus légère. La *grippe* devient volontiers infectieuse : il faut la soigner, attentivement, dès le début, soutenir le cœur par la caféine et débarrasser les bronches en donnant, soir et matin, un gramme de benzoate d'ammoniaque dans une infusion chaude de jambul.

L'*asthme* et l'*emphysème*, fréquents chez les diabétiques arthritiques, ne doivent pas être négligés, à cause de l'imminence de la gangrène pulmonaire, qui vient parfois compliquer le catarrhe des extrémités bronchiques. Une antisepsie buccale rigoureuse, les bains sulfureux fréquents, les cures d'eaux et les stations hivernales préviennent les complications pulmonaires. Dans la *pleurésie* chez les diabétiques, on évitera l'emploi des vésicatoires. Dans la pneumonie, on prescrira les ventouses scarifiées, après lavage de la peau au sublimé, l'usage interne d'une potion de Todd au quinquina et à la kola, ainsi que les injections sous-cutanées de phosphate de codéine.

Le bacille de Koch a pour les humeurs sucrées une affinité certaine, qu'augmente la débilité générale : les deux cinquièmes des diabétiques succombent à la *phtisie pulmonaire*, insidieuse et torpide dans son allure. Les malades franchement arthritiques présentent, cependant, vis-à-vis des tubercules, un certain degré d'immunité, tant que les humeurs restent acidifiées. Mais la continuité de la glycosurie, son intensité, un amaigrissement excessif, l'albuminurie concomitante, ainsi que toutes les conditions qui favorisent la progressive alcalinisation, fournissent un bouillon de culture favorable aux microbes. Les meilleurs médicaments à prescrire, dans ces cas, sont : le suc musculaire, l'extrait de foie de morue, la lécithine, les phosphates assimilables, l'iodure d'arsenic.

Le diabétique est prédisposé à la myocardite et aux névroses du cœur (angine de poitrine). Il faut lui éviter tout ce qui détraque la circulation : surmenage, régimes exclusifs, abus des alcalins, des bromures, de l'opium et de l'antipyrine. Les massages généraux, les bains sulfureux salés, les courants électriques donnent, ici, d'excellents résultats. Lorsqu'il y a de la sclérose artérielle, il ne faut pas hésiter à prescrire les iodures et la trinitrine. Pour relever le tonus circulatoire, les pilules suivantes (deux par jour) m'ont toujours donné les meilleurs réultats :

```
Extrait de muguet..  . . . . . .   0 gr. 20
Arséniate de strychnine. . . . . . )      ââ
Extrait de strophantus . . . . . : ) 0 gr. 002
        M. pour une pilule.
```

Si le cœur est très déprimé, on évitera le coma et ses terribles complications par les cachets :

```
Phosphate de soude . . . . . . . .   0.40
Théobromine . . . . . . . . . . .    0.30
Spartéine . . . . . . . . . . . . .  0.05
        M. pour un cachet.
```
(Deux par jour, un avant chaque repas.)

Au point de vue nerveux, le diabétique nous représente une véritable sensitive. Aussi, les complications nerveuses sont-elles fréquentes au cours de sa maladie.

Il est même une forme spéciale *cérébro-spinale* du diabète, avec paralysies, hémiplégies, symptômes d'ataxie locomotrice, etc., d'un pronostic fort grave, liée qu'elle est à des lésions anatomiques de l'encéphale et de la moelle épinière...

Dans le diabète arthritique, on observe, très souvent, des troubles moteurs, caractérisés surtout par la faiblesse musculaire des lombes et des cuisses. l'impotence des membres inférieurs, avec crampes, fourmillements, picotements ; cet état aboutit, parfois, à une paraplégie presque complète, compliquée d'atrophie musculaire et de réaction de dégénérescence, mal perforant, chute des ongles des orteils, etc. Les névralgies (et surtout les *sciatiques*) sont dues à des névrites, fréquemment curables par le régime strict : il en est de même de la céphalée, des vertiges et des cauchemars, que j'ai surtout observés chez les diabétiques qui se livrent aux alcools. Méfions-nous aussi des accès de sommeil insurmontables et imprévus, fréquemment précurseurs du coma diabétique.

Les troubles mentaux, apathie, perte d'initiative, dépression intellectuelle, se manifestent aussi chez bon nombre de malades et servent même, parfois, à dépister le diabète : l'hypocondrie, les idées délirantes de ruine, de persécution, de déshonneur, ne se rencontrent guère que chez les héréditaires de la grande famille névropathique.

Les médicaments qui nous rendront le plus service, dans les épisodes nerveux de la glycosurie, sont : les bromures (zinc, camphre, en particulier), la quinine (valérianate et salicylate), le chlorure d'or, le chloral, l'ergotine, le musc et l'assa fœtida (de préférence en lavements). Le massage et l'électricité s'imposent contre les troubles de la motilité. En cas d'*azoturie* prononcée, conseillons l'emploi du citrate de soude (40 grammes par jour) recommandé par Dalché.

Les dermatoses ou *diabétides* sont dues à l'irritation cutanée par le sucre qui s'élimine. Le furoncle et l'anthrax sont les éruptions les plus typiques : on les prévient par les bains savonneux et salés et par l'usage précoce de la levure *fraîche* de bière (3 cuillerées à soupe par jour, dans du thé froid). Le *prurit* des diabétiques se calme par les lotions phéniquées chaudes, les compresses d'acide borique, menthol et cocaïne, et le chlorure de calcium à l'intérieur. L'*herpès* se soigne par les solutions faibles de chloral ou de sublimé, la poudre de calomel ; l'*intertrigo*, par les badigeonnages au perchlorure étendu (il ne faut pas négliger cet eczéma des plis : j'ai vu un érysipèle succéder à un intertrigo inguinal négligé, chez un diabétique).

Le *lichen* demande les onctions de glycérine boratée, suivies de poudrage au salicylate de bismuth. Les soins minutieux de la peau, les frictions alcooliques, les bains fréquents et le traitement arsenical (d'une action élective si marquée sur les téguments) éloigneront les dermatoses du diabétique.

Pour lui éviter le phimosis, il faut, après chaque miction, conseiller un minutieux lavage local à l'eau boratée tiède. Le passage incessant de l'urine sucrée provoque, en effet, des éruptions herpétiques ou eczémateuses, entraînant la formation de tissu cicatriciel, qui rétrécit l'orifice préputial et durcit la muqueuse de cet organe protecteur. L'opération du phimosis est alors à éviter : la dilatation simple par l'éponge préparée suffit presque toujours.

L'*albuminurie* un peu abondante est due à une néphrite ou bien à l'altération du sang. On la traite par le régime lacté, associé aux légumes verts et aux fruits cuits ; matin et soir, on donne 2 grammes de lactate de strontium dans une tasse de lait, et, avant chaque repas, une cuillerée à soupe de la mixture suivante :

Solution iodo-tannique   250
Hypophosphite de soude   25
Cacodylate de soude.   1
     M. S. A.

Quand l'albuminurie est légère (moins d'un gramme par 24 heures), elle ressortit à une irritation passagère du rein par le sucre et guérit merveilleusement au moyen du régime strict, de l'hygiène et de la médication antidiabétique, libellée antérieurement.

Les *accidents chirurgicaux* sont souvent redoutables chez les diabétiques, colis fragiles, qui doivent éviter de s'exposer aux accidents et aux traumatismes. On a vu des chaussures étroites, un cor aux pieds mal soigné, une saignée, un vésicatoire, une simple piqûre d'insecte, suivis de complications excessivement graves. J'ai vu, pour ma part, deux de mes clients succomber, l'un à une avulsion dentaire, l'autre à une ponction d'hydrocèle. On ne saurait donc s'entourer de trop de précautions ; on ne saurait appliquer d'antisepsie trop rigoureuse. Même chez les diabétiques jeunes et robustes, il nous faut redouter l'exaltation virulente provoquée parfois par les pratiques chirurgicales ; savoir aussi que les malades supportent fort mal le chloroforme ; ne pratiquer chez eux que les opérations indispensables, en choisissant toujours les méthodes les plus bénignes, les moins sanglantes et réduisant d'abord toujours la glycosurie par le moyen d'un traitement médical préalable. Ce ne sont pas seulement les complications septiques ou infectieuses qu'il faut redouter, c'est aussi le *choc nerveux* ; je l'ai vu entraîner la mort de maint diabétique ; dernièrement encore, à la suite d'un modeste accident de bicyclette, sans plaie. Le phlegmon diffus est particulièrement fréquent et grave chez l'alcoolo-diabétique.

L'*œil* est le point de mire de nombreuses complications. Le diabète s'y annonce, parfois, par une tache de sang, qui survient sur la conjonctive bulbaire, ou par un état de myopie brusque, attribuable à un spasme du muscle ciliaire. Mais les troubles du champ de l'accommodation résident surtout dans l'*hypermétropie* (vue éloignée, par paralysie musculaire et par variation de réfringence des milieux oculaires, sucrés du fait de la maladie). La vue double (*diplopie*) annonce une paralysie des paires nerveuses, parfois aussi des lésions rétiniennes graves.

La lentille cristallinienne se trouble dans sa transparence et se déshydrate peu à peu ou s'opacifie : il se produit alors une *cataracte*, uni ou binoculaire. Le pronostic est surtout grave, lorsque la cataracte est molle : Dianoux a démontré que le malade succombait, assez fréquemment, dans ces cas, à une apoplexie pulmonaire ou à d'autres complications. C'est là un fait d'une explication difficile. J'ai souvent évité les opérations de cataracte aux diabétiques par le régime alcalin intensif et surtout par le carbonate d'ammoniaque, qui dissout, peu à peu, la lactescence des humeurs de l'œil et rend au cristallin sa translucidité.

L'hémorragie de la rétine est spéciale aux vieillards. C'est un signe d'*artério-sclérose*, de profonde altération des vaisseaux, qui présage les accidents terminaux d'urémie, de coma ou de ramollissement cérébral. Souvent, enfin, on assiste à la diminution progressive de la vision centrale, qui rend la lecture impossible, alors que la vision à distance ou périphérique demeure satisfaisante. Ce trouble spécial de la sphère visuelle semble dû à un *scotome* central : il est d'un pronostic assez grave et je l'ai surtout observé chez les diabétiques qui abusent du vin ou des boissons alcooliques.

Pourquoi insisterais-je sur les complications du côté des *organes auditifs* (otalgies, otites catarrhales), bien qu'elle soient assez fréquentes ? Leur traitement ne diffère en rien de la thérapeutique instituée contre les maladies de l'oreille chez les non-diabétiques.

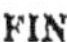

FIN

TABLE DES MATIÈRES

Le Mans. — Association ouvrière (Mauboussin, Jobidon & Cie), 5, rue du Porc-Epic

www.ingramcontent.com/pod-product-compliance
Ingram Content Group UK Ltd.
Pitfield, Milton Keynes, MK11 3LW, UK
UKHW020046100726
13658UKWH00004B/1567